MW01232221

Guide Définitif Du Régime Cétogène

Le Livre De Cuisine Pratique Pour Perdre Du Poids Sans Renoncer À Vos Plats Préférés

Amanda Brooks

Margot Rousseau

Tableau Of Contenu

SMOOTHIES & RECETTES DE PETIT DÉJEUNER

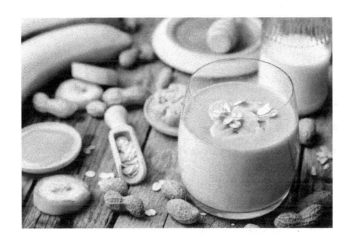

Cupcakes au chocolat

ingrédients:

- 1,25 tasse de farine d'amande1/4 tasse de poudre de cacao non sucrée
- 1,5 c. à thé de poudre à pâte
- 1/4 c. à thé de sel
- 1/2 tasse d'érythritol
- 1/3 tasse de lait
- 2 gros oeufs entiers
- 1 c. à thé d'extrait de vanille
- 1/2 tasse de beurre
- 1/2 tasse de pépites de chocolat sans sucre
- 2 c. à soupe de graines de
-

Itinéraire:

1. Préchauffer le four à 350F.
2. Fouetter ensemble la farine d'amande, la poudre de cacao, la poudre à pâte et le sel dans un bol.
3. Battre les œufs, le beurre, la vanille et l'érythritol dans un autre bol. Incorporer graduellement le lait.
4. Incorporer le mélange humide aux ingrédients secs.
5. Incorporer les pépites de chocolat et les graines de chia.
6. Enrober un moule à muffins de 6 trous d'un spray antiad-hésif.
7. Diviser la pâte dans la poêle et cuire au four pendant

25 minutes.

Temps de cuisson: 25 min   Portions:6

Valeurs nutritionnelles:

- Matières grasses: 23 g.
- Protéines: 8 g.
- Glucides: 8 g.

Pain au fromage
Keto

☐

ingrédients:

- 1 tasse de farine d'amande
- 1 c. à thé de poudre à pâte
- 1/4 c. à thé de sel
- 1/3 tasse de lait
- 2 gros oeufs entiers
- 1/3 tasse de fromage à la crème, ramolli
- 1/2 tasse de parmesan râpé

Temps de préparation: 10

minutes Temps de cuisson:

25 min Portions:6

Valeurs nutritionnelles :

- Matières grasses : 16 g.
- Protéines: 9 g.
- Glucides: 6 g.

Itinéraire:

1. Préchauffer le four à 350F.

2. Fouetter ensemble la farine d'amande, la poudre à pâte et le sel dans un bol.

3. Battre les œufs et le fromage à la crème dans un autre bol. Incorporer graduellement le lait.

4. Incorporer le mélange humide aux ingrédients secs.

5. Incorporer le parmesan râpé.

6. Enrober un moule à muffins de 6 trous d'un spray antiadhésif.

7. Diviser la pâte dans la poêle et cuire au four pendant 25 minutes.

Mango-Cayenne Cupcakes

Temps de préparation: 10 minutes Temps de

cuisson: 25 min Portions:6

Valeurs nutritionnelles :

>Matières grasses: 25 g.
>Protéines: 8 g.
>Glucides: 7 g.

ingrédients:

- 1 tasse de farine d'amande
- 1/2 tasse de farine de noix de coco
- 1 c. à soupe de farine de lin
- 1/2 c. à thé de Cayenne
- 1 c. à thé de poudre à pâte
- 1/4 c. à thé de sel
- 1/2 tasse d'érythritol
- 1/3 tasse de lait
- 2 gros oeufs entiers
- 1/2 tasse de gelée de mangue sans sucre
- 1/2 tasse de beurre, ramolli

Itinéraire:

1. Préchauffer le four à 350F.

2. Fouetter ensemble la farine d'amande, la farine de noix de coco, la poudre à pâte, la farine de lin, le poivre de Cayenne et le sel dans un bol.

3. Battre les œufs, la gelée de mangue, le beurre et l'érythritol dans un autre bol. Incorporer graduellement le lait.

4. Incorporer le mélange humide aux ingrédients secs.

5. Enrober un moule à muffins de 6 trous d'un spray antiadhésif.

6. Diviser la pâte dans la poêle et cuire au four pendant 25 minutes.

Keto Ciabatta

<u>ingrédients:</u>

- 1 tasse de farine d'amande

<u>Temps de préparation: 1 heure</u>

<u>Temps de cuisson: 30 minutes   Portions:8</u>

<u>Valeurs nutritionnelles:</u>

- Matières grasses : 11 g.
- Protéines: 3 g.
- Glucides: 4 g.
- 1/4 tasse de poudre d'enveloppe psyllium
- 1/2 c. à thé de sel
- 1 c. à thé de poudre à pâte
- 3 c. à soupe d'huile d'olive
- 1 c. à thé de sirop d'érable
- 1 c. à soupe de levure sèche active
- 1 tasse d'eau chaude
- 1 c. à soupe de romarin haché

Itinéraire:

1. Dans un bol, mélanger l'eau chaude, le sirop d'érable et la levure. Laisser partir pendant 10 minutes.

2. Dans un autre bol, fouetter ensemble la farine d'amande, la poudre d'enveloppe de psyllium, le sel, le romarin haché et la poudre à pâte.

3. Incorporer le mélange d'huile d'olive et de levure dans les ingrédients secs jusqu'à formation d'une pâte lisse.

4. Pétrir la pâte jusqu'à consistance lisse.

5. Diviser la pâte en 2 et former des petits pains.

6. Mettre les deux pains sur une plaque à pâtisserie tapissée de parchemin. Laisser lever pendant une heure.

7. Cuire au four pendant 30 minutes à 380F.

1.

Muffins au chocolat

Portion : 10 muffins

Portion: 10 muffins Valeurs nutritionnelles:

Calories: 168,8,

Lipides totaux : 13,2 g, gras saturés : 1,9 g, glucides : 19,6 g,

Sucres: 0.7 g,

Protéines: 6.1 g

- ingrédients:
- 2 c. à thé de crème de tartre
- 1/2 tasse d'érythritol
- 1 c. à thé de cannelle
- Huile de coco, pour le graissage

Ingrédients humides:

- 2 oz d'avocats moyens, pelés et épé cadavres
- 4 Oeufs
- 15-20 gouttes De Stevia Gouttes
- 2 c. à soupe de lait de coco

Ingrédients secs:

- 1 tasse de farine d'amande

- 1/3 tasse de farine de noix de coco

- 1/2 tasse de cacao en poudre

- 1 c. à thé de bicarbonate de soude

Itinéraire:

1. Préchauffer votre four à 350F / 175C. Graisser les moules à muffins avec de l'huile de coco et tapisser votre moule à muffins.

2. Ajouter les avocats à votre robot culinaire et pulser jusqu'à consistance lisse. Ajouter les ingrédients humides, pulser pour mélanger jusqu'à ce qu'ils soient bien incorporés.

3. Mélanger les ingrédients secs et ajouter au processus alimentaire et pulser pour combiner et verser la pâte dans votre moule à muffins.

4. Cuire au four préchauffé pendant environ 20-25 minutes.

5. Une fois croustillant et cuit au four, retirer du four et laisser refroidir avant de servir.

Keto Mug Pain

<u>Temps de</u>

<u>préparation: 2 min</u>

<u>Temps de cuisson: 2</u>

<u>min Portions:1</u>

<u>Valeurs nutritionnelles :</u>

- Matières grasses: 37 g.
- Protéines: 15 g.
- Glucides: 8 g.

<u>ingrédients:</u>

- 1/3 tasse de farine d'amande
- 1/2 c. à thé de poudre à pâte
    - 1/4 c. à thé de sel
    - 1 Oeuf entier
    - 1 c. à soupe de beurre fondu

<u>Itinéraire:</u>

1. Mélanger tous les ingrédients dans une tasse allant au micro-ondes.

2. Cuire au micro-ondes pendant 90 secondes.

3. Laisser refroidir pendant 2 minutes.

Brioches au mélangeur Keto

Temps de préparation: 5

minutes Temps de

cuisson: 25 min Portions:6

Valeurs nutritionnelles :

- Matières grasses: 18 g.
- Protéines: 8 g.
- Glucides: 2 g.

ingrédients:

- 4 Oeufs entiers
- 1/4 tasse de beurre fondu
- 1/2 c. à thé de sel
- 1/2 tasse de farine d'amande
- 1 c. à thé de mélange d'épices italiennes

21

Itinéraire:

1. Préchauffer le four à 425F.

2. Pulser tous les ingrédients dans un mélangeur.

3. Diviser la pâte en moule à muffins de 6 trous.

4. Cuire au four pendant 25 minutes.

Craquelins de seigle

<u>ingrédients:</u>

- 1 tasse de farine de seigle
- 2/3 tasse de son
- 2 c. à thé de poudre à pâte
- 3 c. à soupe d'huile végétale
- 1 c. à thé d'extrait de malt liquide
- 1 c. à thé de vinaigre de pomme
- 1 tasse d'eau
- Sel au goût

<u>Temps de préparation: 10 minutes</u>

- Temps de cuisson: 15 minutes
- Portions: 10

<u>Valeurs nutritionnelles :</u>

- Calories 80
- Glucides totaux 10,4 g
- Protéines 1,1 g
- Graisse totale 4,3 g

Itinéraire:

1. Mélanger la farine avec le son, la poudre à pâte et le sel.

2. Verser l'huile, le vinaigre et l'extrait de malt. Bien mélanger.

3. Pétrir la pâte, en ajoutant graduellement l'eau.

4. Diviser la pâte en 2 parties et la rouler à l'aide d'un rouleau à pâtisserie d'environ 0,1 pouce d'épaisseur.

5. Découpez (à l'aide d'un couteau ou d'un emporte-pièce) les craquelins de forme carrée ou rectangle.

6. Tapisser une plaque à pâtisserie de papier sulfurisé et y placer les craquelins

7. Cuire au four à 390 °F pendant 12 à 15 minutes.

Craquelins aux graines de lin

ingrédients:

- 2 c. à soupe de graines de lin
- 1/3 tasse de lait
- 2 c. à soupe d'huile de coco
- 1 tasse de farine de noix de coco
- 1/2 c. à thé de poudre à pâte
- 1 c. à thé d'érythritol

Temps de préparation: 20 minutes

Valeurs nutritionnelles :

- Temps de cuisson: 20 minutes
- Portions: 10
- Calories 104
- Glucides totaux 10,8 g
- Protéines 3 g
- Graisse totale 5,9 g

Itinéraire:

1. Mélanger la farine avec la poudre à pâte, l'érythritol et les graines de lin.

2. Ajouter graduellement le lait et l'huile et pétrir la pâte.

3. Envelopper la pâte dans une pellicule plastique et la mettre au réfrigérateur pendant 15 minutes.

4. Diviser la pâte en 2 parties et la rouler à l'aide d'un rouleau à pâtisserie d'environ 0,1 pouce d'épaisseur.

5. Découpez des triangles.

6. Tapisser une plaque à pâtisserie de papier sulfurisé et y placer les craquelins.

7. Cuire au four à 390 °F pendant 20 minutes.

Côtelettes de porc cuites au four juteuses et tendres

Temps de préparation: 10 minutes Temps de cuisson: 35 minutes Servir: 4

ingrédients:

- 4 côtelettes de porc, désossées
- 2 c. à soupe d'huile d'olive
- 1/2 c. à thé d'assaisonnement italien
- 1/2 c. à thé de paprika
- 1/2 c. à thé de poudre d'ail
- 1/4 c. à thé de poivre
- 1/2 c. à thé de sel de mer

Itinéraire:

1. Préchauffer le four à 375 F.
2. Dans un petit bol, mélanger la poudre d'ail, le paprika, l'assaisonnement italien, le poivre et le sel.
3. Badigeonner les côtelettes de porc d'huile et frotter avec le mélange de poudre d'ail.
4. Déposer les côtelettes de porc sur une plaque à

27

pâtisserie et cuire au four préchauffé de 30 à 35 minutes.

5. Servir et apprécier.

Valeur nutritive (montant par portion) :

Calories 320

Matières grasses 27 g

Glucides 0,5 g

Sucre 0,2 g

Protéines 18 g

Cholestérol 69 mg

RECETTES DE PORC, DE BŒUF ET D'AGNEAU

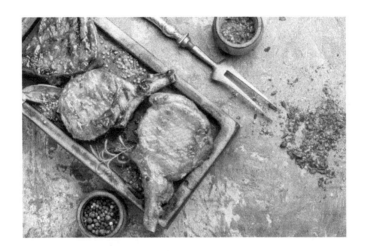

Keto Burger
Bombes grasses

Portions: 10

Temps de prépara-

tion: 30 mins Ingré-

dients

- 1/2 cuillère à café de poudre d'ail

- 1 livre de bœuf haché

- Sel casher et poivre noir, au goût

- 1/4 (8 oz) de fromage cheddar bloc, coupé en 20 morceaux

- 2 cuillères à soupe de beurre froid, coupées en 20 morceaux Directions

1. Préchauffer le four à 3750F et graisser les mini moules à muffins avec un vaporisateur de cuisson.
2. Assaisonner le bœuf de poudre d'ail, de sel casher et de poivre noir dans un bol moyen.
3. Presser environ 1 cuillère à soupe de bœuf dans chaque moule à muffins, couvrant complètement le fond.
4. Déposer avec un petit morceau de beurre et ajouter 1 cuillère à soupe de bœuf.
5. Garnir d'un morceau de fromage dans chaque tasse et presser le reste du bœuf.
6. Transférer au four et cuire au four environ 20 minutes.
7. Laisser refroidir légèrement et faire le plat pour servir chaud.

Quantité de nutrition par portion Calories 128

Total Fat 7g 9% Gras saturés 3.7g 19% Cholestérol 53mg 18%

Sodium 81mg 4%

Glucides totaux 0,2 g 0 %

Fibres alimentaires 0g 0 %

Sucres totaux 0,1

g Protéines 15,2

g

Délicieux porc

haché

Temps de préparation: 10 minutes Temps de cuisson: 20 minutes

Servir: 3

ingrédients:

- 14 oz de porc haché
- 1/4 tasse de poivron vert, haché
- 1/2 oignon, haché
- 2 c. à soupe d'eau
- 1/4 c. à thé de cumin en poudre
- 3/4 tasse de ketchup, sans sucre
- 1/2 c. à soupe d'huile d'olive
- poivre
- sel

Itinéraire:

1. Chauffer l'huile dans la poêle à feu moyen.
2. Ajouter le poivre et l'oignon et faire sauter jusqu'à ce qu'ils ramollissent.
3. Ajouter la viande, le poivre, la poudre de cumin et le sel et cuire jusqu'à ce qu'ils soient dorés.
4. Ajouter l'eau et le ketchup et bien mélanger. Porter à ébullition.

5. Servir et apprécier.

Valeur nutritive (montant par portion) :

Calories 275

Matières grasses 7 g

Glucides 14 g

Sucre 13 g

Protéines 36 g

Cholestérol 95 mg

REPAS SANS VIANDE

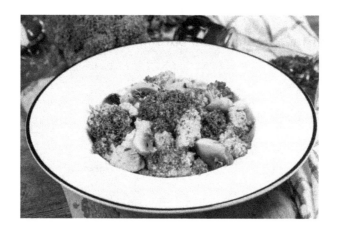

Nouilles balsamiques de courgettes

Temps de préparation: 10 minutes Temps de cuisson: 15 minutes Servir: 4

ingrédients:

- 4 courgettes, en spirale à l'aide d'une trancheuse
- 1 1/2 c. à soupe de vinaigre balsamique
- 1/4 tasse de feuilles de basilic frais, hachées
- 4 boules de mozzarella, coupées en quatre
- 1 1/2 tasse de tomates cerises, coupées en deux
- 2 c. à soupe d'huile d'olive
- poivre
- sel

Itinéraire:

1. Ajouter les nouilles aux courgettes dans un bol et assaisonner de poivre et de sel. Réserver pendant 10 minutes.
2. Ajouter la mozzarella, les tomates et le basilic et bien mélanger.
3. Arroser d'huile et de vinaigre balsamique.
4. Servir et apprécier.

Valeur nutritive (montant par portion) :

Calories 222

Matières grasses 15 g

Glucides 10 g

Sucre 5,8 g

Protéines 9,5 g

Cholestérol 13 mg

SOUPES, RAGOÛTS ET SALADES

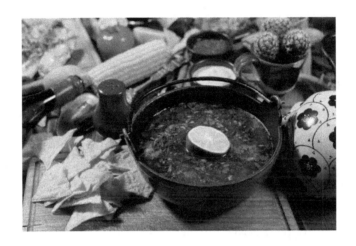

Soupe crémeuse de trempette de crabe

Temps de préparation: 10 minutes Temps de cuisson: 5 minutes
Service: 8

ingrédients:

- 1 lb de chair de crabe
- 1 tasse de parmesan râpé
- 2 3/4 tasse moitié-moitié
- 8 oz de fromage à la crème
- 1 c. à soupe d'assaisonnement bae
- 1 c. à soupe de beurre
- poivre
- sel

Itinéraire:

1. Faire fondre le beurre dans une casserole à feu moyen.

2. Ajouter la moitié et la moitié et le fromage à la crème et remuer jusqu'à consistance crémeuse.

3. Ajouter le fromage et remuer jusqu'à ce que le fromage soit fondu.

4. Ajouter la chair de crabe et faire chauffer à feu doux et cuire jusqu'à ce que la chair de crabe soit bien chaude.

5. Servir et apprécier.

Valeur nutritive (montant par portion) :

Calories 350	Sucre 2 g
Matières grasses 27 g	Protéines 20 g
Glucides 5 g	Cholestérol 130 mg

Soupe à l'avocat

Temps de préparation: 10 minutes Temps de cuisson:
10 minutes

Servir: 6

ingrédients:

- 2 avocats, pelés et dénoyautés
- 1 tasse de crème lourde
- 2 c. à soupe de sherry sec
- 2 tasses de bouillon de légumes
- 1/2 c. à thé de jus de citron frais
- poivre
- sel

Itinéraire:

1. Ajouter l'avocat, le jus de citron, le sherry et le bouillon au mélangeur et mélanger jusqu'à consistance lisse.
2. Verser le mélange mélangé dans un bol et incorporer la crème.
3. Assaisonner de poivre et de sel.
4. Servir et apprécier.

Valeur nutritive (montant par portion) :

Calories 102

Glucides 1,9 g

Matières grasses 9,5 g

Sucre 0,3 g

Protéines 2,4 g

Cholestérol 27 m

.

BRUNCH & DÎNER

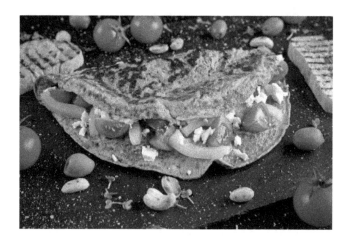

Omelette au fromage d'olive

Temps de préparation: 10 minutes Temps de cuisson: 5 minutes
Servir: 4

ingrédients:

- 4 gros oeufs
- 2 oz de fromage
- 12 olives, dénoyautées
- 2 c. à soupe de beurre
- 2 c. à soupe d'huile d'olive
- 1 tsp herb de Provence
- 1/2 c. à thé de sel

Itinéraire:

1. Ajouter tous les ingrédients sauf le beurre dans un bol bien fouetter jusqu'à mousseux.
2. Faire fondre le beurre dans une poêle à feu moyen.
3. Verser le mélange d'œufs sur la poêle chaude et répartir uniformément.
4. Couvrir et cuire pendant 3 minutes.
5. Retourner l'omelette de l'autre côté et cuire 2 minutes de plus.

6. Servir et apprécier.

Valeur nutritive (montant par portion) :

Calories 250

Matières grasses 23 g

Glucides 2 g

Sucre 1 g

Protéines 10 g

Cholestérol 216 mg

RECETTES DE FRUITS DE MER et DE POISSON

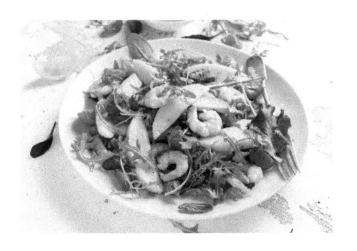

Crevettes beurrées

Temps de préparation: 5 minutes Temps de
cuisson: 15 minutes

Servir: 4

ingrédients:

- 1 1/2 lb de crevettes
- 1 c. à soupe d'assaisonnement italien
- 1 citron, tranché
- 1 bâton de beurre, fondu

Itinéraire:

1. Ajouter tous les ingrédients dans le grand bol à
   mélanger et bien mélanger.
2. Transférer le mélange de crevettes sur une plaque à
   pâtisserie.
3. Cuire au four à 350 F pendant 15 minutes.
4. Servir et apprécier.

Valeur nutritive (montant par portion) :

Calories 415

Matières grasses 26 g

Glucides 3 g

Sucre 0,3 g

Protéines 39 g

Cholestérol 421 mg

DESSERTS & BOISSONS

Choco Frosty

Temps de préparation: 5 minutes Temps de cuisson: 5 minutes

Servir: 4

ingrédients:

- 1 c. à thé de vanille
- 8 gouttes de stévia liquide
- 2 c. à soupe de cacao en poudre non sucrée
- 1 c. à soupe de beurre d'amande
- 1 tasse de crème lourde

Itinéraire:

1. Ajouter tous les ingrédients dans le bol à mélanger et battre avec le mélangeur d'immersion
   jusqu'à formation de pics mous.
2. Placer au réfrigérateur pendant 30 minutes.
3. Ajouter le mélange givré dans le sac à tuyaux et le tuyau dans les verres de service.
4. Servir et apprécier.

Valeur nutritive (montant par portion) :

Calories 240

Matières grasses 25 g

Glucides 4 g

Sucre 3 g

Protéines 3 g

Cholestérol 43 mg

HORS-D'ŒUVRE ET DESSERTS

Épinards à la crème à faible teneur en glucides au fromage

Portions: 8

Temps de prépara-

tion: 25 minutes In-

grédients

- 2 paquets (10 oz) d'épinards hachés congelés, décongelés

- 3 cuillères à soupe de beurre

- 6 onces de fromage à la crème

- Poudre d'oignon, sel et poivre noir

- 1/2 tasse de parmesan, râpé Di-

rections

1. Mélanger 2 cuillères à soupe de beurre avec le fromage à la crème, le parmesan, le sel et le poivre noir dans un bol.
2. Chauffer le reste du beurre à feu moyen dans une petite casserole et ajouter la poudre d'oignon.
3. Faire revenir environ 1 minute et ajouter les épinards.

4. Couvrir et cuire à feu doux pendant environ 5 minutes.
5. Incorporer le mélange de fromage et cuire environ 3 minutes.
6. Plat dans un bol et servir chaud.

Montant nutritionnel par portion

Calories 141

Gras totaux 12,8 g 16 % Gras saturés 8 g 40 %

Cholestérol 37mg 12%

Sodium 182mg 8%

Glucides totaux 3,5 g 1 %

Fibres alimentaires 1,6 g 6 % Sucres totaux 0,5 g

Protéines 4.8g

Rouleaux de thon épicés

Portions: 2

Temps de préparation: 15

minutes Ingrédients

- 1 sachet StarKist sélectionne E.V.O.O. Thon à nageoires jaunes capturé sauvage

- 1 concombre moyen, tranché finement dans le sens de la longueur

- 1 cuillère à café de sauce piquante

- 2 tranches d'avocat, coupées en dés

- Cayenne, sel et poivre noir Directions

1. Mélanger le thon avec la sauce piquante, le poivre de Cayenne, le sel et le poivre noir dans un bol jusqu'à ce qu'il soit mélangé.
2. Mettre le mélange de thon sur les tranches de concombre et garnir d'avocat.
3. Rouler le concombre et le fixer avec 2 cure-dents à servir.

Montant nutritionnel par portion

Calories 139 Lipides totaux 6,5 g

8%

Gras saturés 1,2 g 6 %

Cholestérol 22mg 7%

Sodium 86mg 4%

Glucides totaux 8,4 g 3

% Fibres alimentaires

2,9 g 10 %

Sucres totaux 2,8

Beignets de brocoli

au cheddar

Portions: 4

Temps de préparation: 20 minutes

ingrédients

- 1 tasse de fromage cheddar, râpé

- 8 onces de brocoli, haché, cuit à la vapeur et égoutté

- 2 gros oeufs, battus

- 1 cuillère à soupe d'huile d'avocat

- 2 cuillères à soupe de fibres d'avoine

Itinéraire

1. Mélanger le brocoli avec le fromage cheddar, les œufs et la fibre d'avoine dans un bol.

2. Chauffer l'huile d'avocat à feu moyen dans une poêle antiadhésive et ajouter le mélange de brocoli en petits morceaux.

3. Cuire environ 5 minutes des deux côtés jusqu'à ce qu'ils soient dorés et faire cuire sur un plateau pour servir.

Montant nutritionnel par portion

Calories 178

Graisse totale 12.6g 16% Graisses saturées 6.8g

34% Cholestérol 123mg 41%

Sodium 236mg 10%

Glucides totaux 5,3g 2% Fibres alimentaires 2g 7%

Sucres totaux 1,4 g Protéines 12,1 g

Frites Jicama

Portions: 2

Temps de préparation: 20 minutes Ingrédients

- 2 cuillères à soupe d'huile d'avocat

- 1 Jicama, coupé en frites

- 1 cuillère à soupe de poudre d'ail

- 1/2 tasse de parmesan râpé

- Sel et poivre noir, au goût Di-

rections

2. Préchauffer la friteuse à air à 4000F et graisser le panier de friteuse.
3. Faire bouillir les frites de jicama pendant environ 10 minutes et bien égoutter.
4. Dans un bol, mélanger les frites de jicama avec la
   poudre d'ail, le   sel et le poivre noir.
5. Placer dans le panier de la friteuse et cuire environ 10 minutes.

6. Plat sur un plateau et servir chaud.

RECETTES DE PORC ET DE BŒUF

Curry de bœuf au beurre

Portions: 2

Temps de préparation: 30 minutes

ingrédients

- 1/2 tasse de beurre
- 1/2 livre de bœuf nourri à l'herbe
- 1/2 livre d'oignons
- Sel et poudre de piment rouge, au goût
- 1/2 livre de céleri, haché

Itinéraire

1. Mettre un peu d'eau dans un autocuiseur et ajouter tous les ingrédients.
2. Verrouiller le couvercle et cuire à haute pression pendant environ 15 minutes.
3. Relâchez naturellement la pression et la vaisselle du curry dans un bol pour servir.

Montant nutritionnel par portion

Calories 450

Graisse totale 38.4g 49% Graisses saturées 22.5g

113% Cholestérol 132mg 44%

Sodium 340mg 15%

Glucides totaux 9,8 g 4 % Fibres alimentaires 3,1 g

11 % Sucres totaux 4,3 g

Protéines 17.2g

RECETTES DE FRUITS DE MER

Saumon au beurre toscan

Portions: 4

Temps de préparation: 35 minutes

ingrédients

- 4 filets de saumon (6 oz), tapotés à sec avec des serviettes en papier
- 3 cuillères à soupe de beurre
- 3/4 tasse de crème épaisse
- Sel casher et poivre noir
- 2 tasses d'épinards

Itinéraire

1. Assaisonner le saumon de sel et de poivre noir.
2. Chauffer 1 1/2 cuillère à soupe de beurre à feu moyen-vif dans une grande poêle et ajouter le côté peau de saumon vers le haut.
3. Cuire environ 10 minutes des deux côtés jusqu'à ce qu'ils soient profondément dorés et les faire cuire dans une assiette.
4. Chauffer le reste du beurre dans la poêle et ajouter

les épinards.

5. Cuire environ 5 minutes et incorporer la crème épaisse.

6. Réduire le feu à doux et laisser mijoter environ 3 minutes.

7. Remettre le saumon dans la poêle et bien mélanger avec la sauce.

8. Laisser mijoter environ 3 minutes jusqu'à ce que le saumon soit bien cuit.

9. Sortir le plat et servir chaud.

Montant nutritionnel par portion

Calories 382

Graisse totale 27.5g 35% Graisses saturées 12.2g

61% Cholestérol 129mg 43%

Sodium 157mg 7%

Glucides totaux 1,2 g 0 % Fibres alimentaires 0,3 g

1 %

Sucres totaux 0,1 g Protéines 34g

RECETTES DE PETIT DÉJEUNER

Latte de potiron au beurre bruni

Portions: 2

Temps de préparation: 10 minutes

ingrédients

- 2 coups d'espresso
- 2 cuillères à soupe de beurre
- 2 boules de Stevia
- 2 tasses de lait d'amande chaud
- 4 cuillères à soupe de purée de citrouille

Itinéraire

1. Chauffer le beurre à feu doux dans une petite casserole et laisser dorer légèrement.
2. Brasser deux doses d'espresso et incorporer la Stevia.
3. Ajouter le beurre doré avec la purée de citrouille et le lait d'amande chaud.
4. Mélanger environ 10 secondes à haute hauteur et verser dans 2 tasses pour servir.

Montant nutritionnel par portion

Calories 227

Graisse totale 22.6g 29% Graisses saturées 18.3g

92% Cholestérol 31mg 10%

Sodium 93mg 4%

Glucides totaux 4,5 g 2 % Fibres alimentaires 0,9 g

3 %

Sucres totaux 1g, Protéines 1.5g

VÉGÉTALIEN

& VÉGÉTARIEN

Mini poivrons cuits

au four

Portions: 4

Temps de préparation: 30 minutes

ingrédients

- 1 oz de chorizo, séché à l'air et tranché finement

- 8 oz de mini poivrons, tranchés dans le sens de la longueur

- 8 oz de fromage à la crème

- 1 tasse de fromage cheddar, râpé

- 1 cuillère à soupe de pâte de chipotle doux

Itinéraire

1. Préchauffer le four à 4000F et graisser un grand plat allant au four.

2. Mélanger le fromage à la crème, la pâte de chipotle, les poivrons et le chorizo dans un petit bol.

3. Remuer le mélange jusqu'à consistance lisse et transférer dans le plat allant au four.

4. Garnir de fromage cheddar et mettre au four.

5. Cuire au four environ 20 minutes jusqu'à ce que le fromage soit doré et plat sur un plateau.

Montant nutritionnel par portion

Calories 364

Graisse totale 31.9g 41% Graisses saturées 19.4g

97% Cholestérol 98mg 33%

Sodium 491mg 21%

Glucides totaux 6g 2% Fibres alimentaires 0,7g

2% Sucres totaux 2,9g

Protéines 13.8g

Asperges au beurre bruni

Portions: 4

Temps de prépara-

tion: 25 minutes

Ingrédients

- 1/2 tasse de crème sure

- 25 oz d'asperges vertes

- 3 oz de parmesan râpé

- Sel et poivre de Cayenne, au goût

- 3 oz de

beurre Direc-

tions

1. Assaisonner les asperges de sel et de poivre de Cayenne.
2. Chauffer 1 oz de beurre dans une poêle à feu moyen et ajouter les asperges assaisonnements.
3. Faire sauter environ 5 minutes et faire un plat dans un bol.
4. Chauffer le reste du beurre dans une poêle et cuire jusqu'à ce qu'il soit brun clair et qu'il ait une odeur de noisette.
5. Ajouter les asperges au beurre avec la crème sure et le parmesan.
6. Plat dans un bol et servir chaud.

Montant nutritionnel par portion

Calories 319

Gras totaux 28,1 g 36 % Gras saturés 17,8 g 89 %

Cholestérol 74mg 25%

Sodium 339mg 15%

Glucides totaux 9,1 g 3 %
Fibres alimentaires 3,8 g 14 % Sucres totaux 3,4 g Protéines 11,9 g

RECETTES DE PETIT DÉJEUNER

Muffins aux amandes de lin

Durée totale: 45 minutes Portions: 6

ingrédients:

- 1 c. à thé de cannelle
- 2 c. à soupe de farine de noix de coco
- 20 gouttes de stévia liquide
- 1/4 tasse d'eau
- 1/4 c. à thé d'extrait de vanille
- 1/4 c. à thé de bicarbonate de soude
- 1/2 c. à thé de poudre à pâte
- 1/4 tasse de farine d'amande
- 1/2 tasse de lin moulu
- 2 c. à soupe de moulu

Itinéraire:

Préchauffer le four à 350 F/ 176 C.

1. Vaporiser le plateau à muffins d'un vaporisateur de cuisson et réserver.

2. Dans un petit bol, ajouter 6 cuillères à soupe d'eau et

68

de moulu. Bien mélanger et réserver.

3. Dans un bol à mélanger, ajouter le lin moulu, le bicarbonate de soude, la poudre à pâte, la cannelle, la farine de noix de coco et la farine d'amande et bien mélanger.

4. Ajouter le mélange de graines de, la vanille, l'eau et la stévia liquide et bien mélanger.

5. Verser le mélange dans le moule à muffins préparé et cuire au four préchauffé pendant 35 minutes.

6. Servir et apprécier.

Valeur nutritive (montant par portion) : Calories 92; Gras 6,3 g; Glucides 6,9 g;

Sucre 0,4 g; Protéines 3,7 g; Cholestérol 0 mg;

RECETTES DE DÉJEUNER

Riz mexicain de chou-fleur

Durée totale: 25 minutes Sert: 4

ingrédients:

- 1 tête de chou-fleur moyen, coupée en fleurons
- 1/2 tasse de sauce tomate
- 1/4 c. à thé de poivre noir
- 1 c. à thé de poudre de chili
- 2 gousses d'ail, hachées finement
- 1/2 oignon moyen, en dés
- 1 c. à soupe d'huile de coco
- 1/2 c. à thé de sal de mer

Itinéraire:

1. Ajouter les fleurons de chou-fleur dans le robot culinaire et traiter jusqu'à ce qu'il ressemble à du riz.
2. Chauffer l'huile dans une poêle à feu moyen-vif.
3. Ajouter l'oignon dans la poêle et faire sauter pendant 5 minutes ou jusqu'à ce qu'il soit ramolli.
4. Ajouter l'ail et cuire 1 minute.
5. Ajouter le riz chou-fleur, la poudre de chili, le poivre

et le sel. Bien mélanger.

6.   Ajouter la sauce tomate et cuire 5 minutes.

7.   Bien mélanger et servir chaud.

Valeur nutritive (quantité par portion) : Calories 83; Gras 3,7 g; Glucides 11,5 g; Sucre 5,4 g; Protéines 3,6 g; Cholestérol 0 mg;

RECETTES DE POULET ET DE VOLAILLE

Dinde à la sauce au fromage à la crème

Portions: 4

Temps de préparation: 30 minutes

ingrédients

- 20 oz de poitrine de dinde
- 2 cuillères à soupe de beurre
- 2 tasses de crème à fouetter lourde
- Sel et poivre noir, au goût
- 7 oz de fromage à la crème

Itinéraire

1. Assaisonner généreusement la dinde de sel et de poivre noir.
2. Chauffer le beurre dans une poêle à feu moyen et cuire la dinde environ 5 minutes de chaque côté.
3. Incorporer la crème à fouetter et le fromage à la crème.
4. Couvrir la poêle et cuire environ 15 minutes à feu moyen-doux.

5. Plat pour servir chaud.

Montant nutritionnel par portion

Calories 386

Graisse totale 31.7g 41% Graisses saturées 19.2g

96% Cholestérol 142mg 47%

Sodium 1100mg 48% Glucides totaux 6g 2% Fibres

alimentaires 0,5g 2% Sucres totaux 3,4g

Protéines 19.5g

Nouilles aux courgettes au citron

Durée totale: 15 minutes Sert: 4

ingrédients:

- 4 petites courgettes, en spirale en nouilles
- 2 gousses d'ail
- 2 tasses de feuilles de basilic frais
- 2 c. à thé de jus de citron
- 1/3 tasse d'huile d'olive
- poivre
- sel

Itinéraire:

1. Ajouter l'ail, le basilic, l'huile d'olive et le jus de citron dans le mélangeur et bien mélanger. Assaisonner de poivre et de sel.

2. Dans un grand bol, mélanger le pesto et les nouilles aux courgettes.

3. Bien mélanger et servir.

Valeur nutritive (montant par portion) : Calories 169; Matières grasses 17,1 g; Glucides 4,8 g; Sucre 2,2 g; Protéines 1,9 g; Cholestérol 0 mg;

RECETTES DE DESSERTS

Brownies au beurre d'amande

Durée totale: 30 minutes Dessert: 4

ingrédients:

- 1 boule de protéines en poudre
- 2 c. à soupe de cacao en poudre
- 1/2 tasse de beurre d'amande, fondu
- 1 tasse de bananes, trop mûres

Itinéraire:

1. Préchauffer le four à 350 F/ 176 C.
2. Vaporiser le plateau brownie d'un vaporisateur de cuisson.
3. Ajouter tous les ingrédients dans le mélangeur et mélanger jusqu'à consistance lisse.
4. Verser la pâte dans le plat préparé et cuire au four préchauffé pendant 20 minutes.
5. Servir et apprécier.

Valeur nutritive (quantité par portion) : Calories 82; Matières grasses 2,1 g; Glucides 11,4 g; Protéines 6,9 g; Sucres 5 g; Cholestérol 16 mg;

RECETTES DE PETIT DÉJEUNER

Shake au beurre d'amande

Obtenez votre matinée a bien commencé avec ce coup de pouce fantastique dans l'énergie qui prend seulement 5 minutes à faire.

Temps total de préparation et de cuisson: 5 minutes Niveau: Débutant

Donne: 1 Shake

Protéines: 19 grammes Glucides nets: 6 grammes Matières grasses: 27 grammes

Sucre: 0 grammes

Calories: 326

Ce dont vous avez besoin :

- 1 1/2 tasse de lait d'amande, non sucré
- 2 c. à soupe de beurre d'amande
- 1/2 c. à soupe de cannelle moulue
- 2 c. à soupe de farine de lin
- 1/8 c. à thé d'extrait d'amande, sans sucre
- 15 gouttes de Stevia liquide
- 1/8 c. à thé de sel
- 6 glaçons

escalier:

À l'aide d'un mélangeur, mélanger tous les ingrédients énumérés et pulser pendant environ 45 secondes.

Servir immédiatement et profiter!

RECETTES DE DÎNER

Champignons à l'ail

citronné

Durée totale: 25 minutes Sert: 4

ingrédients:

- 3 oz de champignons enoki
- 1 c. à soupe d'huile d'olive
- 1 c. à thé de zeste de citron, haché
- 2 c. à soupe de jus de citron
- 3 gousses d'ail, tranchées
- 6 pleurotes, coupés en deux
- 5 oz de champignons cremini, tranchés
- 1/2 piment rouge, tranché
- 1/2 oignon, tranché
- 1 c. à thé de sel de mer

Itinéraire:

1. Chauffer l'huile d'olive dans une poêle à feu vif.
2. Ajouter les échalotes, les champignons enoki, les pleurotes, les champignons cremini et le chili.
3. Bien mélanger et cuire à feu moyen-vif pendant 10

minutes.

4. Ajouter le zeste de citron et bien mélanger. Assaisonner de jus de citron et de sel et cuire de 3 à 4 minutes.

5. Servir et apprécier.

Valeur nutritive (montant par portion) : Calories 87; Matières grasses 5,6 g; Glucides 7,5 g; Sucre 1,8 g; Protéines 3 g; Cholestérol 8 mg;

RECETTES DE DÉJEUNER

Salade d'oeufs

Fouetter cette salade d'œufs en un rien de temps et profiter de la poussée fantastique dans l'énergie de cette grosse bombe.

Temps total de préparation et de cuisson: 15 minutes Niveau: Débutant

Donne : 2 aides

Protéines: 6 grammes Glucides nets: 1 gramme Lipides: 28 grammes

Sucre: 1 gramme

Calories: 260

Ce dont vous avez besoin :

- 3 c. à soupe de mayonnaise, sans sucre

- 1/4 tasse de céleri, haché

- 2 gros œufs, durs et jaunes séparés.

- 1/2 c. à thé de moutarde

- 3 c. à soupe de poivron rouge, haché

- 1/4 c. à thé de sel

- 3 c. à soupe de brocoli, rizé

- 1/4 c. à thé de poivre

- 2 c. à soupe de champignons, hachés

- 1/4 c. à thé de paprika
- 4 tasses d'eau froide

escalier:

1. Remplir une casserole avec les œufs et 2 tasses d'eau froide.
2. Lorsque l'eau commence à bouillir, réglez une minuterie pendant 7 minutes.
3. Une fois le temps écoulé, égoutter l'eau et vider les 2 tasses restantes d'eau froide sur les œufs.
4. Une fois qu'ils peuvent être manipulés, peler les œufs et retirer les jaunes. Hacher les blancs d'œufs et laisser sur le côté.
5. Dans un grand plat, mélanger la mayonnaise, la moutarde, le sel et les jaunes d'œufs.
6. Mélanger le céleri haché, le poivron, le brocoli et le champignon.
7. Enfin, intégrer les blancs d'œufs, le poivre et le paprika jusqu'à ce qu'ils soient bien mélangés.

RECETTES DE DÎNER

Kebab de poulet

Lorsque vous enfoncez vos dents dans ce shawarma savoureux, vous ne manquerez pas le pain qui l'utilisait.

Temps total de préparation et de cuisson : 45 minutes plus 2 heures pour mariner

Niveau: Débutant fait: 4 Aides

Protéines: 35 grammes Glucides nets: 1 gramme

Lipides: 16 grammes

Sucre: 0 grammes

Calories: 274

Ce dont vous avez besoin :

Pour le poulet:

- 21 oz de poitrine ou de cuisses de poulet désossées
- 2/3 c. à thé de coriandre moulue
- 6 c. à thé d'huile d'olive
- 2/3 c. à thé de cumin moulu
- 1/3 c. à thé de poivre de Cayenne moulu
- 2/3 c. à thé de cardamome moulue
- 1/3 c. à thé de poudre d'ail
- 2/3 c. à thé de curcuma moulu
- 1/3 c. à thé de poudre d'oignon

- 2 c. à thé de paprika en poudre
- 1 c. à thé de sel
- 4 c. à thé de jus de citron
- 1/8 c. à thé de poivre

Pour la sauce tahini :

- 4 c. à thé d'huile d'olive
- 2 c. à soupe d'eau
- 1/3 c. à thé de sel
- 4 c. à thé de pâte de tahini
- 2 c. à thé de jus de citron
- 1 gousse d'ail, hachée finement

escalier:

1. À l'aide d'un grattoir en caoutchouc, mélanger la coriandre, l'huile d'olive, le cumin, le poivre de Cayenne, la cardamome, la poudre d'ail, le curcuma, la poudre d'oignon, la poudre de paprika, le sel, le jus de citron et le poivre dans une grande baignoire lidded.

2. Placer le poulet à l'intérieur et disposer, afin qu'il soit complètement recouvert par le liquide.

3. Mariner pendant au moins 2 heures, sinon toute la nuit.

4. Préchauffer votre gril pour chauffer à 500° Fahrenheit.

5. Enlever le poulet de la marinade et griller sur les

flammes pendant environ 4 minutes avant de retourner de l'autre côté.

6. Griller jusqu'à ce qu'il soit doré des deux côtés et utiliser un thermomètre à viande pour s'assurer qu'il s'agit d'un uniforme de 160° Fahrenheit.

7. Emporter le poulet dans une assiette et laisser refroidir environ 10 minutes.

8. Dans un petit plat, mélanger l'huile d'olive, l'eau, le sel, la pâte de tahini, le citron et l'ail haché jusqu'à consistance lisse.

9. Trancher le poulet et servir avec la sauce et déguster!

Conseils de cuisson:

1. Si vous ne possédez pas de gril, vous pouvez faire frire ce repas sur le poêle. Une fois le poulet mariné, dissoudre une cuillère à soupe de beurre ou d'huile de coco dans une poêle antiadhésive. Faire frire le poulet de chaque côté pendant environ 4 minutes.

2. La cuisson du poulet est une autre option. Réglez la température du poêle à 400° Fahrenheit et rôtir pendant environ 20 minutes.

Conseil de variation :

1. Si vous aimez un coup de pied à votre poulet, vous pouvez ajouter plus de poivre de Cayenne à votre goût préféré.

Saveurs Barres de

citrouille

Portions: 18

Temps de préparation: 10 minutes Temps de cuisson: 10 minutes

ingrédients:

- 1 c. à soupe de farine de noix de coco

- 1/2 c. à thé de cannelle

- 2 c. à thé d'épices à tarte à la citrouille

- 1 c. à thé de stévia liquide

- 1/2 tasse d'érythritol

- 15 oz peut purée de citrouille

- 15 oz de lait de coco non sucré

- 16 oz de beurre de cacao

Itinéraire:

1. Tapisser le plat de cuisson de papier sulfurisé et réserver.

2. Faire fondre le beurre de cacao dans une petite casserole à feu doux.

3. Ajouter la purée de citrouille et le lait de coco et bien

mélanger.

4. Ajouter le reste des ingrédients et bien fouetter.

5. Remuer le mélange en continu jusqu'à ce que le mélange épaississe.

6. Une fois que le mélange épaissit, verser dans un plat de cuisson préparé et le placer au réfrigérateur pendant 2 heures.

7. Trancher et servir.

Par portion : Glucides nets : 5,8 g; Calories: 282; Graisse totale: 28.1g; Gras saturés: 17.1g

Protéines: 1.3g; Glucides: 9.5g; Fibre: 3.7g; Sucre: 4g; Lipides 89% / Protéines 2% / Glucides 9%

RECETTES DE COLLATIONS

Avocat enveloppé

de bacon

Cette collation frite rapide va vous faire remplir sur les nutriments et les graisses que votre

corps a soif.

Temps total de préparation et de cuisson: 30 minutes Niveau: Débutant

Donne : 3 portions (2 wraps par portion) Protéines : 15 grammes

Glucides nets: 1,8 grammes Matières grasses:

21 grammes

Sucre: 0 grammes

Calories: 139

Ce dont vous avez besoin :

- 1 avocat, pelé et dénoyauté

- 6 lanières de bacon

- 1 c. à soupe de beurre

escalier:

1. Couper l'avocat en 6 quartiers individuels.

2. Enrouler une tranche de bacon autour du quartier d'avocat et répéter pour tous les morceaux.

3. Ramollir le beurre dans une poêle antiadhésive et transférer les quartiers au beurre chaud avec l'extrémité du bacon sur la base de la poêle. Cela empêchera le bacon de se détacher du quartier.

4. Cuire environ 3 minutes de chaque côté et passer à une assiette recouverte de papier absorbant.

5. Servir tout en restant chaud et profiter!

Conseil de cuisson :

N'utilisez pas un avocat qui est pâteux ou trop mûr car il s'effondrera tout en enveloppant avec le bacon.

Conseil de variation :

Vous pouvez également remplacer les asperges par l'avocat.

RECETTES DE REPAS DÉLICIEUX INHABITUELLES

Burger aubergine

Ce repas chinois ajoutera une quantité décente de couleur à votre table de dîner et renforcera vos muscles après votre séance d'entraînement.

Temps total de préparation et de cuisson : 40 minutes

Niveau: Débutant

Donne : 4 aides

Protéines: 26 grammes Glucides nets: 6 grammes Matières grasses: 5 grammes

Sucre: 0 grammes

Calories: 205

Ce dont vous avez besoin :

Pour les burgers:

- 1/2 lb de porc haché

- 2 aubergines japonaises

- 1/8 c. à thé de poivre

- 2 c. à soupe de poudre d'oignon

- 1 c. à soupe de gingembre, haché finement

- 2 c. à soupe de sauce tamari, sans gluten

- 1 c. à thé de sel

- Pot fumant

Pour la sauce:

- 4 gousses d'ail, hachées finement
- 1 c. à thé d'huile de sésame grillée
- 4 c. à soupe de sauce tamari, sans gluten
- 1/2 c. à thé de vinaigre de cidre de pomme

escalier:

1. Hacher l'aubergine en sections d'environ un pouce d'épaisseur. Faire une tranche pour les faire comme un pain ouvert, mais ne pas trancher tout au long.

2. À l'aide d'un mélangeur à aliments, fouetter le gingembre, le porc haché, le sel, la poudre d'oignon, la sauce tamari et le sel jusqu'à ce qu'ils soient bien mélangés.

3. Verser uniformément le mélange dans les 4 sections d'aubergine.

4. Transférer les burgers dans un cuiseur à vapeur et cuire environ 20 minutes.

5. Pendant ce temps, dans un plat de service en verre, mélanger l'ail, l'huile de sésame grillée, la sauce tamari et le vinaigre de cidre de pomme jusqu'à consistance lisse.

6. Retirer les burgers du vapeur et les déposer dans une assiette de service.

7. Servir immédiatement avec la sauce à trempette et déguster!

Conseil de variation :

Au lieu d'utiliser de la sauce tamari, vous pouvez alternativement remplacer 1/4 tasse d'aminés de noix de coco.

gâteau

Gâteau au fromage
à la citrouille

Portions: 8

Temps de préparation: 15 minutes Temps de cuisson: 1 heure 10 minutes

ingrédients:

Pour la croûte :

- 1/2 tasse de farine d'amande
- 1 c. à soupe de dévier
- 1/4 tasse de beurre fondu
- 1 c. à soupe de farine de lin

Pour le remplissage :

- 3 oeufs
- 1/2 c. à thé de cannelle moulue
- 1/2 c. à thé de vanille
- 2/3 tasse de purée de citrouille
- 15,5 oz de fromage à la crème
- 1/4 c. à thé de muscade moulue
- 2/3 tasse de Swerve

- Pincée de sel

Itinéraire:

1. Préchauffer le four à 300 F/ 150 C.
2. Vaporiser une casserole de 9 pouces de forme printanière avec un vaporisateur de cuisson. réserver.
3. Pour la croûte : Dans un bol, mélanger la farine d'amandes, faire une embardée, un repas aux graines de lin,

   et le sel.
4. Ajouter le beurre fondu et bien mélanger pour bien mélanger.
5. Transférer le mélange de croûte dans la poêle préparée et presser uniformément du bout des doigts.
6. Cuire au four de 10 à 15 minutes.
7. Retirer du four et laisser refroidir pendant 10 minutes.
8. Pour la garniture au gâteau au fromage : Dans un grand bol, battre le fromage à la crème jusqu'à consistance lisse et crémeuse.
9. Ajouter les œufs, la vanille, la dévier, la purée de citrouille, la muscade, la cannelle et le sel et remuer jusqu'à ce qu'ils soient bien mélangés.
10. Verser la pâte à gâteau au fromage dans la croûte préparée et répartir uniformément.

11. Cuire au four de 50 à 55 minutes.

12. Retirer le gâteau au fromage du four et réserver pour refroidir complètement.

13. Placer le gâteau au fromage au réfrigérateur pendant 4 heures.

14. Trancher et servir.

Par portion : Glucides nets : 3,9 g; Calories: 320 Graisse totale: 30.4g; Gras saturés: 16.6g

Protéines: 8.2g; Glucides: 5.6g; Fibre: 1.7g; Sucre: 1.2g; Lipides 86% / Protéines 10% / Glucides 4%

BONBONS: DÉBUTANT

Bonbons au chocolat

Portions: 10

Temps de préparation: 5 minutes Temps de cuisson: 10 minutes

ingrédients:

- 1/2 tasse d'huile de coco
- 1/2 tasse de cacao en poudre non sucrée
- 1/2 tasse de beurre d'amande
- 1 c. à soupe de stévia
- 1/2 c. à soupe de sel de mer

Itinéraire:

1. Faire fondre l'huile de coco et le beurre d'amande dans une casserole et à feu moyen.
2. Ajouter la poudre de cacao et l'édulcorant et bien mélanger.
3. Retirer la poêle du feu et laisser refroidir pendant 5 minutes.
4. Verser le mélange de casserole dans un moule à bonbons en silicone et placer au réfrigérateur pendant 15 minutes ou jusqu'à ce qu'il soit réglé.
5. Servir et apprécier.

Par portion : Glucides nets : 1 g; Calories: 109; Graisse totale:

11.9g; Gras saturés : 9,8 g

Protéines: 1g; Glucides: 2.5g; Fibre: 1.5g; Sucre: 0.1g; Lipides 98% / Protéines 1% / Glucides 1%

Bonbons Blackberry

Portions: 8

Temps de préparation: 5 minutes Temps de cuisson:
5 minutes

ingrédients:

- 1/2 tasse de mûres fraîches
- 1/4 tasse de beurre de noix de cajou
- 1 c. à soupe de jus de citron frais
- 1/2 tasse d'huile de coco
- 1/2 tasse de lait de coco non sucré

Itinéraire:

1. Chauffer le beurre de noix de cajou, l'huile de coco et le lait de coco dans une poêle à feu moyen-doux, jusqu'à ce qu'ils soient chauds.

2. Transférer le mélange de beurre de noix de cajou au mélanger avec le reste des ingrédients et mélanger jusqu'à consistance lisse.

3. Verser le mélange dans le moule à bonbons en silicone et réfrigérer jusqu'à ce qu'il soit pris.

4. Servir et apprécier.

Par portion : Glucides nets : 2,9 g; Calories: 203; Graisse totale: 21.2g; Gras saturés : 15,8 g

Protéines: 1.9g; Glucides: 3.9g; Fibre: 1g; Sucre: 1g; Lipides 92% / Protéines 3% / Glucides 5%

DESSERT CONGELÉ: DÉBUTANT

Crème glacée parfaite à la menthe

Portions: 8

Temps de préparation: 10 minutes Temps de cuisson: 45 minutes

ingrédients:

- 1 jaune d'œuf
- 1/4 c. à thé d'extrait de menthe poivrée
- 1/2 tasse d'érythritol
- 1 1/2 tasse de crème à fouetter épaisse

Itinéraire:

1. Ajouter tous les ingrédients dans le bol et mélanger jusqu'à ce qu'ils soient bien mélangés.
2. Verser le mélange de crème glacée dans la machine à crème glacée et baratter la crème glacée selon les instructions de la machine.
3. Servir et apprécier.

Par portion : Glucides nets : 0,7 g; Calories: 85; Graisse totale: 8.9g; Gras saturés: 5.4g

Protéines: 0.8g; Glucides: 0.7g; Fibre: 0g; Sucre: 0.1g; Lipides 94% /
Protéines 3% / Glucides 3%

RECETTES DE PETIT DÉJEUNER

Farce de gâteau

du Chili

All out: 20 min Préparation: 5 min

Latent: 5 min

Cuisson: 10 min

Rendement : 4 portions

ingrédients

- 1/2 tasse de bouillon de poulet à faible teneur en sodium

- 4 cuillères à soupe de margarine

- 2 tasses de mélange aromatisant solidifié : oignon sablé, mélange de poivron vert et rouge (prescrit : PictSweet)

- 1 cuillère à café de gouttes de poivron rouge

- 1 boîte (6 onces) de mélange de farce de pain de maïs

direction

1. Dans une casserole moyenne, consolider le bouillon de poulet, la margarine, le mélange aromatisant et les gouttes de poivron rouge. Chauffer jusqu'à ébullition.

2. Incorporer le mélange de farce et étendre. Expulser de la chaleur. Laisser reposer 5 minutes.

Éclaircir à la fourchette. Servir chaud.

RECETTES DE DÉJEUNER

Débutants : Rouleaux de fromage à la crème à faible teneur en glucides

Portions: 6 rouleaux

Valeurs nutritionnelles :

Calorie 0,8 g glucides nets ; 4,2 g de protéines; 8 g de gras; 91,3 calories

ingrédients:

- Gros oeufs – 3
- Fromage à la crème gras - coupé en cubes et froid - 3 oz.
- Crème de tartre - 0,125 c. à thé.
- Sel - 0,125 c. à thé.

Itinéraire:

1. Réchauffer le four à 300°F. Tapisser une boîte de cuisson de

papier sulfurisé. Spritz la poêle avec spray à l'huile de cuisson.

2. Les jaunes doivent se séparer des œufs et placer les blancs dans un contenant non gras. Fouetter avec le tartre jusqu'à ce qu'il soit raide.

3. Dans un autre récipient, fouetter le fromage à la crème, le sel et les jaunes jusqu'à consistance lisse.

4. Incorporer les blancs des œufs, en mélangeant bien à l'aide d'une spatule. Déposer une boule de blancs sur le mélange de jaunes et plier ensemble pendant que vous faites pivoter le plat. Poursuivre le processus jusqu'à ce qu'il soit bien combiné. Le processus aide à éliminer les bulles d'air.

5. Portion six grandes cuillères du mélange sur la poêle préparée. Écraser le dessus avec le spatule pour aplatir légèrement.

6. Cuire au four jusqu'à ce qu'ils soient dorés (30-40 min.).

7. Laisser refroidir quelques minutes dans la poêle. Ensuite, disposez-les soigneusement sur une grille pour refroidir.

8. Conservez-les dans un sac de type fermeture éclair – ouvrez légèrement – et conservez-les au réfrigérateur quelques jours pour obtenir de meilleurs résultats.

COOKIES: DÉBUTANT

Biscuits crunchy

sablés

Portions: 6

Temps de préparation: 10 minutes Temps de cuisson: 10 minutes

ingrédients:

- 1 1/4 tasse de farine d'amande
- 1/2 c. à thé de vanille
- 3 c. à soupe de beurre, ramolli
- 1/4 tasse de Swerve
- Pincée de sel

Itinéraire:

1. Préchauffer le four à 350 F/ 180 C.
2. Dans un bol, mélanger la farine d'amande, faire une embardée et le sel.
3. Ajouter la vanille et le beurre et mélanger jusqu'à formation de pâte.
4. Faire les biscuits à partir du mélange et les déposer sur une plaque à pâtisserie.

5. Cuire au four préchauffé pendant 10 minutes.

6. Laisser refroidir complètement puis servir.

Par portion : Glucides nets : 2,6 g; Calories: 185; Graisse totale: 17.4g; Gras saturés : 4,5 g

Protéines: 5.1g; Glucides: 5.1g; Fibre: 2.5g; Sucre: 0.9g; Lipides 84% / Protéines 11% / Glucides 5%

Débutants: Pain à l'ail mijoté

All out: 1 h 20 min

Préparation: 10 min

Cuisson: 1 h 10 min

Rendement : 6 à 8 portions

Valeurs nutritionnelles :

Matières grasses : 35 g.

Protéines: 6 g.

Glucides: 5 g.

ingrédients

- 4 têtes d'ail

- 1/3 tasse d'huile d'olive extra vierge

- 3 brins de thym, en plus de 1 cuillère à soupe finement coupée

- Sel foncé et poivre foncé croustillant moulu

- 8 cuillères à soupe de margarine non asséchée (1 bâton), à température ambiante

- 1 portion de bon pain dur, coupée en coupes

direction

1. Préchauffer le gril à 350 degrés F.

2. Couper le dessus de chaque tête d'ail, en découvrant les clous de girofle. Repérer les têtes d'ail (côté coupé vers le haut), sur un peu de papier d'aluminium solide comme le roc. Verser

l'huile d'olive sur eux, et garnir de ressorts de thym.
Assaisonner de sel et de poivre. Envelopper fermement le
papier d'aluminium. Mettre dans un petit contenant allant au
four et chauffer jusqu'à ce que les clous de girofle
commencent à s'envoler, environ 60 minutes. Expulser du
poêle et laisser refroidir.

3. Pour expulser les clous de girofle, ouvrir le papier d'aluminium
   et écraser la partie inférieure de la tête d'ail. Dans un petit bol,
   écraser les clous de girofle pour encadrer une colle.
   (Maintenant, la colle peut être utilisée ou mise de côté dans le
   refroidisseur ou refroidisseur.)

4. Ajouter la margarine et le thym tailladé dans le bol, en
   mélangeant pour joindre. Assaisonner de sel et de
   poivre, au goût.

5. Faire griller les deux côtés du pain, en utilisant un
   barbecue chaud, un plat de gril flamme ou un gril.
   Étendre la colle de margarine à l'ail cuite sur le pain
   grillé. Servir tout de suite.

Intermédiaire :

Pains de noix de

coco

Valeurs nutritionnelles :

Calories: 297,5, Lipides totaux: 14,6 g, Gras saturés: 2,6 g, Glucides: 25,5 g, Sucres: 0,3 g, Protéines:

15.6 g Portions: 4

ingrédients:

- 1/2 tasse de graines de lin moulues
- 1/2 c. à thé de bicarbonate de soude
- 1 c. à thé de poudre à pâte
- 1 c. à thé de sel
- 6 Oeufs, température ambiante
- 1 c. à soupe de vinaigre de cidre de pomme
- 1/2 tasse d'eau
- 1 tasse de farine de noix de coco, tamisée

Itinéraire:

1. Assurez-vous que 350F / 175C est la cible lors du préchauffement de votre four. Graisser un moule à pain et réserver.

2. Mélanger les ingrédients secs. Ajouter l'eau, les œufs et le vinaigre et bien mélanger pour incorporer.

3. Cuire au four pendant 40 minutes.

4. Une fois cuit au four, laisser refroidir, trancher et profiter!

RECETTES DE COLLATIONS

Pain à l'ail

Portions: 10

Temps de cuisson: 20 minutes

Nutriments par portion :

Calories: 80 | Graisses: 15 g | Glucides: 1,6 g | Protéines: 9 g

ingrédients:

- 1 paquet de pain de cuisson de masse
- 1 1/3 tasse d'eau chaude
- 1 c. à soupe de beurre
- 3 gousses d'ail
- 1 c. à soupe d'origan sec

Processus de cuisson :

1. Dans un bol, mélanger la pâte de la masse de cuisson du pain et de l'eau. Faire une longue baguette.
2. Couvrir la plaque à pâtisserie de parchemin. Déposer la baguette sur la plaque à pâtisserie et faire des encoches peu profondes.
3. Cuire au four à une température de 180 °C (356 °F) pendant 25 minutes.
4. Préparer le beurre d'ail. Mélanger le beurre, l'ail haché et l'origan.

5. Râper le pain chaud avec le beurre d'ail et envoyer au four pendant 10 minutes.

dîner

Gratin de chou-fleur

All out: 50 min Préparation: 20 min

Cuisson: 30 min

Rendement : 4 à 6 portions

ingrédients

- 1 chou-fleur à tête (3 livres), coupé en énormes fleurons
- S'adapter au sel
- 4 cuillères à soupe (1/2 bâton) de margarine non scellée, cloisonnée
- 3 cuillères à soupe de farine universellement pratique
- 2 tasses de lait chaud
- 1/2 c. à thé de poivre noir moulu naturellement
- 1/4 c. à thé de muscade moulue
- 3/4 tasse de Gruyère naturellement moulu, cloisonné
- 1/2 tasse de parmesan moulu naturellement
- 1/4 tasse de bouts de pain croustillants

direction

1. Préchauffer le gril à 375 degrés F.

2. Cuire les fleurons de chou-fleur dans une énorme casserole d'eau bouillante salée pendant 5 à 6 minutes, jusqu'à ce qu'ils soient délicats mais en même temps fermes. Canal.

Entre-temps, liquéfier 2 cuillères à soupe de la tartinades dans un pot moyen à faible chaleur. Inclure la farine,

3. mélanger continuellement à l'aide d'une cuillère en bois pendant 2 minutes. Vider le lait chaud dans le mélange de farine à tartiner et mélanger jusqu'à ce qu'il atteigne le point d'ébullition. Bouillonner, en fouettant continuellement, pendant 1 minute, ou jusqu'à épaississement. Hors de la chaleur, inclure 1 cuillère à café de sel, le poivre, la muscade, 1/2 tasse de gruyère, et le parmesan.

4. Verser 1/3 de la sauce sur la base d'un plat de préparation de 8 par 11 par 2 po. Repérez le chou-fleur appauvri sur le dessus et après cela étalez le reste de la sauce uniformément sur le dessus. Consolider les morceaux de pain avec le reste de la 1/4 tasse de Gruyère et saupoudrer sur le dessus. Ramollir le reste des 2 cuillères à soupe de margarine et saupoudrer de gratin. Saupoudrer de sel et de poivre. Préparer de 25 à 30 minutes, jusqu'à ce que le dessus soit sauté. Servir chaud ou à température ambiante.

Prosciutto, pain au romarin et au poivre

Rendement : 1 portion énorme, environ 12 portions

ingrédients

- 1 paquet (2 1/2 cuillères à café) de levure sèche dynamique

- 1/4 tasse d'eau chaude (105 à 110 degrés F)

- 2 cuillères à soupe d'huile d'olive vierge supplémentaire

    - 1/2 c. à thé de sel

    - 3/4 c. à thé de poivre foncé grossièrement cassé

    - 3 1/2 tasses de pain ou de farine généralement utile non blanchie, autour

    - 4 onces (1/4 de pouce d'épaisseur) de prosciutto coupé, piraté en dés de 1/4 de pouce

    - 1/2 cuillère à soupe de romarin croustillant tailladé ou 2 cuillères à café de romarin séché

direction

1. Dans un énorme bol ou dans le bol d'un mélangeur électrique solide comme le roc, saupoudrer la levure sur l'eau et mélanger. Laisser rester jusqu'à ce que la levure moelleux, environ 10 minutes. Mélanger pour casser la levure.

111

2. À l'aide d'une cuillère en bois ou du bord tranchant de la rame du mélangeur, incorporer l'huile, le sel et le poivre. Incorporer lentement suffisamment de farine pour faire un mélange hirsute qui éclaircit les côtés du bol.

3. Dans le cas de la manipulation à la main, tourner la pâte sur une surface de travail délicatement farinée. Manipuler la pâte, y compris plus de farine au besoin, jusqu'à ce que le mélange soit lisse et polyvalent, environ 10 minutes.

4. Dans le cas du travail à la machine, passer à la caisse claire de la pâte et manipuler à vitesse moyenne-basse jusqu'à ce que le mélange soit lisse et flexible, environ 8 minutes. Chaque fois que vous le vouliez, manipulez sur la surface de travail pour vérifier la cohérence.

5. Façonner le mélange en boule. Déplacez la pâte dans un énorme bol délicatement huilé. Aller enrober le mélange d'huile. Étendre fermement avec l'enveloppement de saran. Donnez accès au stand un endroit chaud jusqu'à ce qu'il soit multiplié en volume, environ 60 minutes.

6. Poinçonner le mélange et le façonner en boule. Remettre la pâte dans le bol, aller enrober d'huile, étendre et laisser monter jusqu'à ce qu'elle soit multipliée une fois de plus, environ 45 minutes.

7. Placez un support dans le point focal du poêle et préchauffez à 400 degrés

F. Huiler doucement une énorme feuille de préparation.

8. Retourner la pâte sur la surface de travail. Ply, travaillant continuellement dans le prosciutto et le romarin. Lisser la pâte en cercle de 12 pouces. À partir d'une longue fin, déplacez-vous vers le haut du modèle de mouvement de bourrage. Serrez les plis fermés. Repérer sur une feuille de préparation, côté pli vers le bas. Étendre librement avec l'enveloppe de saran. Laisser monter jusqu'à ce qu'ils se multiplient en volume, environ 30 minutes.

9. À l'aide d'une lame tranchante, couper 3 coupes inclinables peu profondes au point le plus élevé du pain. Préparer jusqu'à ce que le pain soit brillant plus foncé et semble vide lorsqu'il est tapé sur la dernière, 35 à 40 minutes. Refroidir totalement sur une grille. Chaque fois que vous le désirez, enfermer par du papier d'aluminium et le conserver à température ambiante jusqu'à 8 heures avant de servir.

KETO AU DÎNER

Lundi: Dîner: Côtes courtes de boeuf dans une mijoteuse

Avec une petite préparation, vous aurez un repas chaud qui vous attend à la fin d'une longue journée.

Conseil de variation : servir sur du chou-fleur en dés ou avec du céleri.

Temps de préparation: 15 minutes Temps de cuisson: 4 heures Portions: 4

Qu'est-ce qu'il y a dedans

- Côtes courtes désossées ou désossées (2 livres)
- Sel casher (au goût)
- Poivre moulu frais (au goût)
- Huile d'olive extra vierge (2 T)
- Oignon blanc haché (1 qty)
- Ail (3 gousses)
- Bouillon d'os (1 tasse)
- Coconut aminos (2 T)
- Pâte de tomate (2 T)

- Vin rouge (1,5 tasse)

Comment il est fait

1. Dans une grande poêle à feu moyen, ajouter l'huile d'olive. Assaisonner la viande de sel et de poivre. Faire dorer les deux côtés.

2. Ajouter le bouillon et les côtes levées dorées à la mijoteuse

3. Mettre le reste des ingrédients dans la poêle.

4. Porter à ébullition et cuire jusqu'à ce que les oignons soient tendres. Environ 5 minutes.

5. Verser sur les côtes levées.

6. Réglez à 4 à 6 heures à haute ou 8 à 10 heures sur faible.

Glucides nets: 1 gramme

Matières grasses: 63 grammes

Protéines: 24 grammes

Sucres: 1 gramme

LE DÉJEUNER KETO

Jeudi: Déjeuner:

Assiette jambon

et brie

Comme un hoagie, mais bien mieux.

Conseil de variation : il s'agit d'une situation de mélange et d'allumette, alors expérimentez avec différents fromages et charcuteries.

Temps de préparation: 5 minutes temps de cuisson: Aucun ne sert 2

Qu'est-ce qu'il y a dedans

- Jambon, tranché mince (9 onces)
- Brie (5 onces)
- Anchois (2/3 onces)
- Pesto vert (2 T)
- Olives Kalamata (10 qty)
- Jeunes épinards (1/6 once)
- Mayonnaise (.5 tasse)
- Feuilles de basilic frais (10 qty)

L'essentiel Keto Diet Cookboo

Comment il est fait

Déposer les ingrédients dans une assiette avec une portion de mayonnaise.

Glucides nets: 6 grammes Matières grasses: 103

grammes

Protéines: 40 grammes

Sucres: 0 grammes